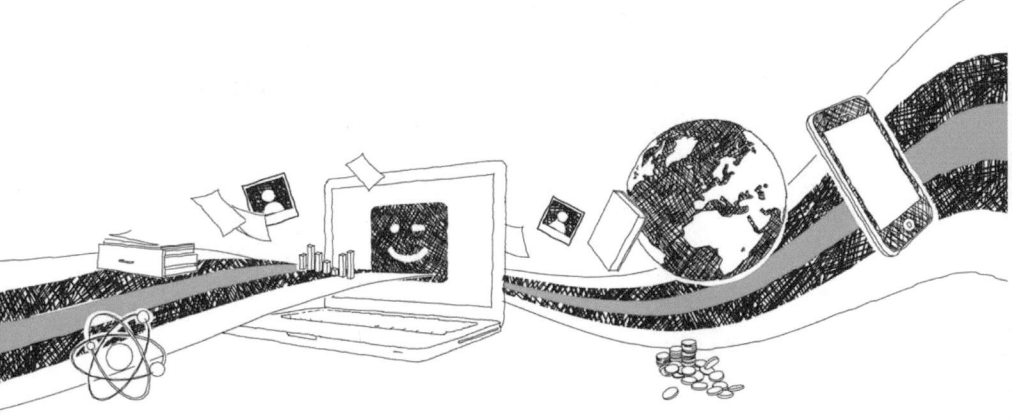
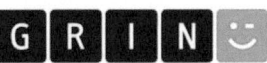

Anja Hellmann

Eine ethische Betrachtung der ärztlich durchgeführten Immunisierung

am Beispiel der Masernimpfung

GRIN Verlag

Bibliografische Information der Deutschen Nationalbibliothek:

Die Deutsche Bibliothek verzeichnet diese Publikation in der Deutschen National-
bibliografie; detaillierte bibliografische Daten sind im Internet über http://dnb.d-
nb.de/ abrufbar.

Dieses Werk sowie alle darin enthaltenen einzelnen Beiträge und Abbildungen
sind urheberrechtlich geschützt. Jede Verwertung, die nicht ausdrücklich vom
Urheberrechtsschutz zugelassen ist, bedarf der vorherigen Zustimmung des Verla-
ges. Das gilt insbesondere für Vervielfältigungen, Bearbeitungen, Übersetzungen,
Mikroverfilmungen, Auswertungen durch Datenbanken und für die Einspeicherung
und Verarbeitung in elektronische Systeme. Alle Rechte, auch die des auszugsweisen
Nachdrucks, der fotomechanischen Wiedergabe (einschließlich Mikrokopie) sowie
der Auswertung durch Datenbanken oder ähnliche Einrichtungen, vorbehalten.

Impressum:

Copyright © 2011 GRIN Verlag, Open Publishing GmbH
Druck und Bindung: Books on Demand GmbH, Norderstedt Germany
ISBN: 978-3-640-92121-8

Dieses Buch bei GRIN:

http://www.grin.com/de/e-book/172283/eine-ethische-betrachtung-der-aerztlich-
durchgefuehrten-immunisierung

GRIN - Your knowledge has value

Der GRIN Verlag publiziert seit 1998 wissenschaftliche Arbeiten von Studenten, Hochschullehrern und anderen Akademikern als eBook und gedrucktes Buch. Die Verlagswebsite www.grin.com ist die ideale Plattform zur Veröffentlichung von Hausarbeiten, Abschlussarbeiten, wissenschaftlichen Aufsätzen, Dissertationen und Fachbüchern.

Besuchen Sie uns im Internet:

http://www.grin.com/

http://www.facebook.com/grincom

http://www.twitter.com/grin_com

Hochschule Bremen
Fakultät 3
Internationaler Studiengang für Pflege- und Gesundheitsmanagement (ISPG) B.A.

Eine ethische Betrachtung der ärztlich durchgeführten Immunisierung:

am Beispiel der Masernimpfung

Fallstudie

Eingereicht von: *Anja Hellmann*

Eingereicht am: *15.02.2011*

Inhaltsverzeichnis

Einleitung

Die vorliegende Arbeit beschäftigt sich mit den ethischen Hintergründen im Bereich der ärztlich durchgeführten Immunisierung. Dies möchte ich anhand des Beispiels der Masernimpfung vornehmen. Die Begründung liegt zum einen in der schlichten Abgrenzung des breiten Themengebietes, zum anderen aber auch in der speziellen Problematik der Masernimpfung: Eltern entscheiden in diesem Fall für ihre Kinder, d.h. dass die Entscheidung in diesem speziellen Fall nicht von den betroffenen Menschen selbst vorgenommen werden kann. Zudem sind die Masern eine der am stärksten unterschätzten Erkrankungen (Näheres in Kapitel 1). In meiner Arbeit möchte ich zunächst die Relevanz des Themas hervorheben, dann verschiedene Impfstrategien vorstellen und aufzeigen zu welchen Interessenskonflikten die Frage, ob geimpft werden soll, führen kann. Schließlich werde ich die ethischen Theorien ´Utilitarismus, Liberalismus und Pflichtethik` auf das Beispiel der Masernimpfung beziehen, um eine Antwort auf die Frage nach der Sittlichkeit der Impfung und auch der Verpflichtung zur Impfung zu erlangen. Ich werde zudem Kritikpunkte an den Theorien erörtern und persönlich Stellung beziehen.

1 Relevanz des Themas

Jede Minute sterben 1-2 Kinder weltweit an Masern oder den direkten Folgen der Erkrankung. 10% der überlebenden Kinder leiden lebenslang an schweren Folgen der Masern, wie Blindheit, Taubheit, oder bleibende Hirnschäden durch die Masernenzephalitis. Der größte Teil der Betroffenen stammt aus den Entwicklungsländern (Davey, 2001). Zudem ist –mikrobiologisch- ein eindeutiger Zusammenhang zwischen Ausbrüchen der Masern in z.B. Deutschland und der Verbreitung aufgrund dessen bis in die Entwicklungsländer belegt (Muller, 2009). Grund für immer wieder auftretende Ausbrüche ist gerade bei Masern aber auch die *Impfmüdigkeit* in Industrieländern und nicht allein die *Impfverweigerung* (Dahl, 2002). Das Thema ist von besonderer Relevanz, da Masern eine der ganz wenigen Erkrankungen ist, die –wie bereits die Pocken- ausgerottet werden können (Davey, 2001). Im Rahmen meines Auslandssemesters habe ich einen beispielhaften Plan für diese Eradikation der Masern ausgearbeitet. Gleichzeitig wurde mir die ethische Tragweite aber auch deutlich- wobei gerade auffallend ist, dass es nur wenige ethische Auseinandersetzungen mit dem Thema gibt. Insbesondere, da die Ausrottung der Masern bereits ein definiertes Ziel der WHO[1] ist und zukünftig in Angriff genommen werden soll (Davey, 2001). Aktuell können die verschiedenen Staaten ihre Strategien gegen Masern noch selbst festlegen. Diese sollen im folgenden Kapitel 2 vorgestellt werden.

2 Impfstrategien und der 'informed consent'

Es gibt hauptsächlich **drei verschiedene Strategien**, mit denen Staaten ihre Impfpolitik gestalten können:

Die Impfpflicht: Hier werden Eltern verpflichtet ihre Kinder zu impfen. Tun sie dies nicht, so erwarten sie –meist finanzielle- Sanktionen.

Die öffentlich empfohlenen Impfungen: Dies Verfahren ist gängige Praxis in Deutschland bei Masernimpfungen von Kindern. Hierbei gibt die Ständige Impfkommission die Empfehlungen Kinder impfen zu lassen. Ärzte weisen zudem auf diese Impfungen hin- Eltern können allerdings ablehnen. Empfehlungen werden häufig von medialen Kampagnen begleitet.

Die freiwilligen Impfungen: Hier ist es der Person selbst überlassen, ob sie sich impfen lassen will- wie zum Beispiel bei der jährlichen Grippeschutzimpfung. Diese ist für nur einige Personengruppen empfohlen, für den Großteil der Bevölkerung allerdings völlig freiwillig (Dahl, 2002).

Alle Strategien weisen jeweils verschiedenen Erfolge und Misserfolge auf. Allerdings muss bedacht werden, dass nicht nur die Strategie selbst Einfluss auf die tatsächliche Impfungsrate hat. Zusätzlich muss der jeweilige kulturelle, religiöse, politische und historische Hintergrund der jeweiligen Person und des Staates in Betracht gezogen werden (Dahl, 2002). Allerdings lassen sich einige allgemeine Aussagen aufgrund von Studienergebnissen formulieren:

---

[1] World Health Organization (Weltgesundheitsorganisation)

4

- Die Impfungsraten bei öffentlich empfohlenen Impfungen liegen häufig deutlich <u>über</u> der Rate von freiwilligen Impfungen (bezogen auf dieselbe Erkrankung- z.B. Masern).

- Die Impfpflicht führt nicht zu der maximalen Impfungsrate- liegt meist deutlich <u>unter</u> den Raten der empfohlenen Impfung. Eltern fühlen sich in ihrer freien Entscheidung eingeschränkt und sich und ihr Kind in ihrer körperlichen Unversehrtheit angegriffen. So entscheiden sie sich auch aus diesen Motiven heraus häufig gegen die Impfung und nehmen die Sanktion in Kauf (Nuffield Council on Bioethics, 2007).

Bei allen Strategien muss berücksichtigt werden, dass es bei der Masernimpfung eine internationale Maxime ist, den **informed consent** zu wahren. Dies bedeutet, dass die Eltern über die Impfung mit allen Folgen und Risiken für ihr Kind aufgeklärt werden müssen und daraufhin zustimmen müssen, bevor die Kinder geimpft werden dürfen. Dieses Prinzip wird bereits bei der Strategie der Impfpflicht angegriffen (Dahl, 2002). Insbesondere auch die Tatsache, dass bei einer Masernimpfung die Eltern die Entscheidung für ihr Kind treffen führt bereits zu einem Konflikt. Die Selbstbestimmung des Individuums (Kindes) wird durch die Aussage der Eltern ersetzt. Wesentlich ist hierbei inwiefern es dann zu Konflikten zwischen der Entscheidung der Eltern und dem tatsächlichen Wohl des Kindes kommen kann (Diekema und Marcuse, 2007). Hierauf wird unter anderem im nächsten Kapitel eingegangen.

3 Interessenskonflikte

Die Konflikte bei einer Masernimpfung bestehen in erster Linie zwischen den Interessen der Kindern, der Eltern und der Gemeinschaft. Ein häufiges Problem ist, dass Eltern ihre Kinder vor den Nebenwirkungen der Impfungen schützen möchten, oder sie die grundsätzliche Einstellung haben, dass Impfungen nicht gut für das Kind sind (Dahl, 2002). Gleichzeitig widerspricht dies aber den Rechten des Kindes auf Leben, Schutz vor Erkrankung und Fürsorge durch die Eltern (Nassauer und Meyer, 2004). Die Eltern beziehen sich dabei auf ihr Recht in der

Freiheit der Kindererziehung- können aber schnell unbemerkt die Grenze zur Verletzung der Fürsorgepflicht damit überschritten haben (Dahl, 2002).

Die Risiko-Nutzen-Abwägung wird sowohl auf Seiten der Eltern als auch auf Seiten der Kinder durchgeführt - die Ergebnisse können aber durchaus unterschiedlich ausfallen. Je nach Gewichtung der Argumente 'Folgen der Impfung' und 'Folgen der Erkrankung' fällt die Entscheidung unterschiedlich aus (Dahl, 2002).

Ein weiterer Konflikt besteht zwischen den Interessen der Eltern und der Gemeinschaft. Die letztere hat das Ziel eine möglichst hohe Impfungsrate zu erreichen, sodass ein hoher Schutz besteht und Kosten (der Behandlung von Masern und deren Folgen) gesenkt werden können. Zudem soll durch das Impfen aller Kinder (die geimpft werden können) die Verantwortung gegenüber Kindern, die nicht geimpft werden können (aufgrund von Erkrankungen, Herkunftsland) und auch gegenüber nachfolgenden Generationen wahrgenommen werden. Eine Entscheidung der Eltern gegen das Impfen aufgrund des Individualwohls kann so gegen die Verantwortung für das Gemeinwohl verstoßen (Dahl, 2002).

Gleichzeitig können aber Konflikte auch innerhalb einer Gruppe bestehen: Die Gemeinschaft hat sowohl das Bedürfnis eine hohe Impfungsrate zu erreichen, als auch die Maxime des 'informed consent'. Ein strenger 'informed consent' wird die Reduktion der Raten zur Folge haben können, was anderen genannten Zielen der Gemeinschaft widersprechen würde.

Zudem kann aber auch eine ehrliche Risiko-Nutzen-Analyse der Eltern zu einem anderen Ergebnis kommen als ihre eigentliche Abneigung gegen Impfungen dies zulassen würde (Nuffield Council on Bioethics, 2007).

Kinder		Eltern		Gemeinschaft
Schutz vor Krankheit (Dahl, 2002)		Schutz der Kinder vor Krankheit (Dahl, 2002)		Schutz vor verhütbaren Krankheiten (Dahl, 2002)
Risiko-Nutzen-Abwägung (Dahl, 2002)		Schutz der Kinder Komplikationen (Dahl, 2002)		Hohe Impfungsrate aller Impfbaren Personen (Diekema und Marcuse, 2007)
Art. 2 GG: Recht auf Leben (Art. 2 GG, 2007)		Kinder nach eigenen Vorstellungen erziehen (Dahl, 2002)		Kostenreduktion durch Vermeidung von Therapie bei Maserninfektion (Diekema und Marcuse, 2002)
Art. 6 GG Fürsorgepflicht der Eltern (Art. 6 GG, 2007)		Art. 6 GG Freiheit in der Kindererziehung (Art. 6 GG, 2007)		Verpflichtung gegenüber zukünftigen Generationen und Entwicklungsländern (Nuffield Council of Bioethics, 2007)
UN-Kinderrechtskonvention: Recht auf Impfung (Nassauer und Meyer, 2004)		Risiko-Nutzen-Abwägung (Dahl, 2002)		'informed consent soll beachtet werden (Dahl, 2002)

Abbildung 1: Beispiele für Interessenskonflikte (eigene Darstellung)
(⟶ Pfeile zeigen Konfliktpotential an)

Zu berücksichtigen ist hier insbesondere auch immer der Einfluss von Ärzten, Bekannten und Medien. So ging die Impfungsrate bei Masern z.b. in Großbritannien 1998 dramatisch zurück, da die Medien die Ergebnisse einer Studie veröffentlichten, die einen Einfluss der Masernimpfung auf das Entstehen von Autismus erkannt zu haben glaubte. Diese Studie stellte sich einige Zeit später als fehlerhaft heraus, doch die Impfungsrate der Bevölkerung sank von 1998 bis 2002 von weit über 90% auf 80% und epidemische Ausbrüche der Erkrankung häuften sich (Nuffield Council on Bioethics, 2007).

4 Ethische Theorien

Im Folgenden werde ich die drei ethischen Theorien –Utilitarismus, Liberalismus und Pflichtethik- kurz in ihren Grundzügen vorstellen und jeweils auf die Problematik der Sittlichkeit des Impfens beziehen.

4.1 Utilitarismus

Der Utilitarismus ist von verschiedenen Personen geprägt worden, wie zum Beispiel Jeremy Bentham (1748-1832) oder John Stuart Mill (1806-1973) (Frühbauer, 2007). Im Folgenden möchte ich mich auf keine spezifische Richtung des Utilitarismus beschränken, sondern seine zentralen Grundzüge erläutern.

Im Zentrum der utilitaristischen Denkweise steht <u>das größte Glück für die größte Zahl</u>. Das Wort 'utility', das in diesem Fall mit 'Glück' übersetzt wurde, kann auch als 'Nutzen', 'Wohl', oder 'Lust bezeichnet werden. Man kann also sagen, dass die <u>Folgen</u> eine richtige oder falsche Handlung ausmachen. Bezogen auf die Masernimpfung ist der Utilitarismus durchaus positiv gegenüber der Impfung eingestellt. Die Folge der hohen Impfungsrate ist die sogenannte Herdimmunität, die die Ansteckungsgefahr für Alle auf ein Minimum reduziert und somit positiv für die Gemeinschaft ist. Die Autonomie des Einzelnen darf also dementsprechend durchaus beeinträchtigt werden, wenn dies zum Glück für die größte Zahl führt (Frühbauer, 2007). Höffe hat hier –abgeleitet vom kategorischen Imperativ Kants- den utilitaristischen Imperativ formuliert: „Handle so, dass die Folgen deiner Handlung bzw. Handlungsregel für das Wohlergehen aller Betroffenen optimal sind." (Höffe, 2008, S.11). Im Gegensatz zum kategorischen Imperativ stehen hier die Folgen der Handlung und das Wohlergehen Aller im Mittelpunkt und nicht der Wille des Menschen und die Handlung selbst.

4.2 Liberalismus (Rawls)

Rawls (1921-2002) ist ein Vertreter des Liberalismus. Auf den Analysen und Beschreibungen von Frühbauer (2007) über Rawls' Aussagen in der 'Theorie der Gerechtigkeit' bezieht sich der folgende Text.

Der Liberalismus von Rawls bezieht sich in erster Linie auf folgende zwei Prinzipen, die er als Voraussetzung für seine Theorie aufstellt

:

1.Alle Menschen haben die gleichen Grundfreiheiten

Die Grundfreiheiten sollen also für jeden Menschen gleich sein und werden von
Rawls benannt:

Die Politische Freiheit

Die Rede- und Versammlungsfreiheit

Die Gewissens- und Gedankenfreiheit

Schutz der persönlichen Freiheit

Recht auf persönliches Eigentum

Schutz vor willkürlicher Festnahme und Haft

Diese Freiheiten sind lexikalisch geordnet- die obere wiegt also schwerer als die
unten stehende (Frühbauer, 2007).

2.Alle haben eine faire Chancengleichheit

Dieses Prinzip bezieht sich darauf, dass Grundgüter (Rechte, Freiheiten, Chancen,
Vermögen) gleichmäßig verteilt werden. D.h., dass die Verteilung dieser Güter für
jeden zum Vorteil ist und jeder die Chance auf die Erlangung öffentlicher Ämter
und Positionen hat (Frühbauer, 2007).

Ausgehend von beiden Prinzipien ist zu sagen, dass die persönliche Freiheit
jederzeit Vorrang hat vor dem Wohl der Gemeinschaft (Frühbauer, 2007). Dies
steht also im Gegensatz zu der Aussage des Utilitarismus.
Bezogen auf das Beispiel der Masernimpfung bedeutet dies, dass jeder selbst die
Entscheidung treffen kann, ob er geimpft werden möchte oder nicht. Es kann
sowohl eine Entscheidung für als auch eine gegen das Impfen getroffen werden.
Die Entscheidung ist dann richtig, wenn sie auf der persönlichen
Entscheidungsfreiheit des Einzelnen beruht.

4.3 Pflichtethik (Kant)

Kants Ethik wird verdeutlicht durch seinen kategorischen Imperativ: „Handle so, daß die Maxime deines Willens jederzeit zugleich als Prinzip allgemeiner Gesetzgebung gelten könne" (Kant, 2003, S.41). Dementsprechend ergibt sich für die Bewertung einer Handlung, dass sie dann richtig ist, wenn die Handlung selbst richtig ist; unabhängig von ihrer Folgen für z.b. die größte Zahl an Menschen. . Der Wille des Menschen wird dabei allein von seiner Vernunft geleitet, nicht von sinnlichen Affekten (Grond-Ginsbach und Kordelas, 2000).

Immanuel Kant (1724-1804) schrieb 1798 einen Aufsatz zur damals relevanten Pockenschutzimpfung. Kant war medizinisch durchaus interessiert, hatte aber diesen Text nicht von sich aus, sondern aufgrund der Aufforderung zweier Mediziner verfasst. Diese erwarteten eine Stellungnahme Kants zur Sittlichkeit oder Unsittlichkeit der Impfung. Kant schrieb das Werk um 1800 –im hohen Lebensalter-, hat es aber nie vollenden können. Dennoch sind dem Werk einige Stellungnahmen zu entnehmen(Grond-Ginsbach und Kordelas, 2000):

- Die Impfung sei ein Eingriff die vorhersehende Natur, die natürliche Wege gefunden hat um die Überbevölkerung zu vermeiden. „...Vorsehung..., welche Krieg und Kinderpocken (und zwar absichtlich) gewollt zu haben scheint, um die große Vermehrung hierdurch einzuschränken." (Kant,1798, *zitiert in*: Grond-Ginsbach und Kordelas, 2000, S.30)
- Die Komplikationen, die die Impfung hervorrufen kann, seien unsittlich, da sie durch Menschen verursachtes Leid seien. Die Komplikationsrate ist derart hoch, dass die Impfung dadurch bereits „[...] gänzlich moralisch unzuläßig sey." (Kant,1798, *zitiert in*: Grond-Ginsbach und Kordelas, 2000, S.29)
- Die medizinische Not durch die Pocken sei zu gering, als dass sie einen derartigen Eingriff in die Natur rechtfertigen könne.
- Die impfenden Ärzte seien zudem eher an der Vermehrung ihres Ruhmes interessiert als an der Milderung der Not. Auch dadurch würde der Mensch ein Mittel zum Zweck. Dies sei aber moralisch falsch. Der Mensch selbst

soll nicht Mittel, sondern der Zweck selbst sein (Grond-Ginsbach und Kordelas, 2000).

5 Kritik der Sichtweisen anhand eines Fallbeispiels

Fallbeispiel:

Eltern lassen ihre gesunde Tochter nicht impfen, da in der Kita fast alle Kinder gegen Masern geimpft sind und die Ansteckungsgefahr somit gering ist.

Die Frage lautet also hier: Haben sich die Eltern richtig oder falsch entschieden? Wie könnten die verschiedenen ethischen Theorien diese Frage beantworten?

Versucht man nun mithilfe der Denkweisen eine Antwort zu erlangen, so scheint dies zunächst recht einfach, stellt sich aber dann als schwieriger heraus:

Dem **Utilitarismus** nach haben sich die Eltern klar falsch entschieden. Sie haben allein das Individualwohl im Blick gehabt und nicht das Allgemeinwohl. Um das größte Glück für die größte Zahl zu erreichen müsste das Mädchen geimpft werden, da dies den Kollektivschutz erhöht (Frühbauer, 2007).

Beim Utilitarismus stellt sich mir in erster Linie dir Frage, ob Leben gegeneinander abzuwägen sind wie Geld oder Gewichte- also anhand der bloßen Anzahl. Oder, ob nicht jedes Leben individuell zu schützen ist- auch, wenn dadurch andere gefährdet werden könnten. Im Grunde wird damit also der konsequentialistische Ansatz in Frage gestellt. Kann tatsächlich jede Handlung – sei sie selbst noch so unsittlich- damit begründet werden, dass ihre Folge positiv für die größte Zahl ist?

Dem **Liberalismus** nach ist die Entscheidung der Eltern durchaus zu respektieren, da dieser davon ausgeht, dass jeder selbst darüber entscheiden darf.
Allerdings geht Rawls von der Chancengleichheit Aller aus (Frühbauer, 2007). Wie ist zu bewerten, wenn wir die tatsächliche Welt betrachten und erkennen, dass ein Kind z.B. im Sudan die Chance zur Impfung und Versorgung nicht hat, aber dennoch durch die Impfverweigerung der Eltern (im Fallbeispiel) bedroht ist.

Für diesen Fall gibt uns Rawls keine Antwort. Zudem äußerst er sich auch nicht zur Entscheidungsfähigkeit von Eltern über ihre Kinder.

Kant stellt sich insgesamt gegen die Impfung. Dementsprechend haben sich die Eltern nach seiner Auffassung richtig entschieden. Allerdings haben sie aus dem falschen Grund getan. Sie müssten –nach Kant- die Impfung selbst aus ihrer Vernunft heraus als falsch ansehen. Dies ist aber im Fallbeispiel nicht der Fall. Vielmehr sehen sie einen Vorteil darin, dass alle anderen bereits geimpft sind (die Impfung selbst wird also positiv betrachtet) und sie ihr Kind der Komplikationsgefahr nicht aussetzten müssen. Somit ist auch hier keine klar Antwort zu finden.

Zudem muss bedacht werden, dass Kant vor ca. 200 Jahren lebte. Er argumentiert anhand seines Wissensstands über die damaligen Erkenntnisse zur Pockenimpfung. Zu der Zeit war die Komplikationsrate tatsächlich sehr hoch, Ärzte waren unsicher im Umgang mit dem noch neuen (ungenügend wirksamen) Mittel und Wissen über die notwendige Hygiene existierte noch nicht in der notwendigen Form. Da Kant medizinischen Neuerungen gegenüber durchaus positiv eingestellt war (Grond-Ginsbach und Kordelas, 2000). ist es nicht auszuschließen, dass er nach heutigem Kenntnisstand eine andere Entscheidung im genannten Fallbeispiel treffen würde.

6 Fazit

Die Bearbeitung des Fallbeispiels anhand der verschiedenen Theorien lässt meine erste Aussage im Fazit erahnen: Es ist <u>schwierig</u> anhand der mir vorliegenden Literatur eine <u>klare Beantwortung</u> bezüglich der Frage nach der Sittlichkeit des Impfens zu erreichen. Kritikpunkte sind nach meiner Meinung an allen Argumentationen zu finden. Es treten dadurch Fragen auf, die zukünftig auch tiefergehend analysiert werden könnten. Zudem ist die Aufstellung der Theorien natürlich nicht vollständig. Andere Denkrichtungen könnten hinzugezogen werden und würden noch weitere Denkanstöße geben.

Die Frage der Sittlichkeit lässt sich also zunächst nicht allgemein beantworten. Nur individuell kann jeder seine Entscheidung treffen und sich über die eigenen Werte und Vorstellungen bewusst werden. Ich stimme weder der Aussage des Utilitarismus, noch des Liberalismus oder von Kant gänzlich zu- nur in Teilen. Ich denke, dass das Individualrisiko beim Impfen heute sehr gering ist und die Chance für das Allgemeinwohl sehr groß ist und somit die Entscheidung klar für das Impfen getroffen werden muss. Dabei sehe ich in diesem Fall auch weder die Handlung als sittenwidrig, noch die Folgen. Wir leben in einer Gemeinschaft, in der Regeln herrschen, die nicht den Zuspruch von allen finden (können). Trotzdem brauchen wir diese Regeln für das geordnete Zusammenleben und diese sollten auch die gesundheitlichen Aspekte -wie das Impfen- betreffen und hier keine Ausnahme vornehmen.

Wenn die Voraussetzungen, wie Rawls sie beschreibt, bestehen würden, dann wäre jeder in der Lage für seine Gesundheitsversorgung zu sorgen. Dies ist aber nicht der Fall und so sehe ich eine Verpflichtung für uns Verantwortung zu übernehmen. Zudem gehe ich davon aus, dass auch Kant heute ganz anders entscheiden würde. Die einzig richtige, vernünftige Handlung ist in diesem Fall die Impfung selbst. Der Wille des Menschen sollte es sein das Leid zu lindern, das er zu lindern in der Lage ist. Das Impfen wäre eine Handlung, die durchaus zur allgemeinen Gesetzgültigkeit werden könnte.

Ich stimme damit aber auch der Aussage des Utilitarismus zu, dass der ´informed consent` zum Teil eingeschränkt werden muss. Die Aufklärung sollte natürlich erfolgen, aber ich denke, dass es durchaus richtig ist die Masern weltweit auszurotten. Eine Impfpflicht wäre in diesem Fall auch zu vertreten, da bei den Masern weniger die Impfverweigerung als vielmehr eine Impfmüdigkeit Grund für häufige Ausbrüche der Erkrankung sind und Eltern oft aus fehlerhaftem Wissen oder aufgrund ihrer Prinzipien die Impfung verweigern. Damit stehen sie häufig im Interessenskonflikt mit dem Kind und der Gesellschaft und dies sollte aus o.g. Gründen meines Erachtens in diesem speziellen Fall nicht geduldet werden.

Literatur

Dahl, M. (2002) Impfungen in der Pädiatrie und der "informed consent"- Balanceakt zwischen Sozialpaternalismus und Autonomie. *Ethik in der Medizin*, 14 (3), S.201-214.

Davey, S. (2001) Measles eradication still a long way off. *Bulletin of the World Health Organization* [online], 79 (6), S. 584-585. Einsehbar unter: http://www.scielosp.org/pdf/bwho/v79n6/v79n6a22.pdf [Stand 12.Januar 2011].

Diekema, D.S. und Marcuse, E.K. (2007) Ethical Issues in the Vaccination of Children. *In:* Bayer,R., Gostin, L.O., Jennings, B., Steinbock,B. (Hrsg.) *Public Health Ethics*. New York, Oxford University Press, S.279- 306.

Frühbauer, J.J. (2007) *John Rawls´ >Theorie der Gerechtigkeit<*. Darmstadt, Wissenschaftliche Buchgesellschaft.

GG (2007) Grundgesetz (GG) *In:* Deutscher Taschenbuch Verlag (2007) *Grundgesetz: Textangabe mit ausführlichem Sachverzeichnis und einer Einführung von Professor Dr. Dr. Udo Di Fabio*. 41., neubearbeitete Auflage: Stand: 15.Dezember 2006. München, Deutscher Taschenbuch Verlag GmbH& Co KG.

Grond-Ginsbach, C. und Kordelas, L.(2000) Kant über die „moralische Waghälsigkeit" der Pockenimpfung. [online]. *NTM Zeitschrift der Wissenschaften, Technik und Medizin*, 8 (1), S. 22-33. Einsehbar unter: http://www.springerlink.com/content/k8717268046r0774/ [Stand: 11.02.2011].

Höffe, O. (2008) *Einführung in die utilitaristische Ethik: klassische und zeitgenössische Texte*. 4. überarbeitete und erweiterte Auflage. Tübingen, Francke.

Kant, I. (2003) *Kritik der praktischen Vernunft*. 1. Auflage. Felix Meiner Verlag.

Muller, C.P. (2009) *From protection to elimination of measles: what do we learn from molecular epidemiology?* [online]. WHO-Euro, Luxembourg. Einsehbar unter: http://ec.europa.eu/eahc/documents/news/technical_meetings/From_protection_to_eli mination_measles.pdf [Stand: 11.02.2011].

Nassauer, A. und Meyer, C. (2004) Impfungen von Kindern und Jugendlichen auch gegen den Elternwillen?: Ein Diskussionsbeitrag zu ärztlichen Aufgaben und rechtlichen Rahmenbedingungen. *Bundesgesundheitsblatt-Gesundheitsforschung-Gesundheitsschutz [online]*, 47 (12), S. 1230-1238. Einsehbar unter: http://www.springerlink.com/content/4t4vrppubl0axutu/ [Stand: 11.02.2011].

Nuffield Council on Bioethics (Hrsg.) (2007) *Public Health: ethical issues*. London, Cambridge Publishers Ltd.

Waibl, E. (2005) *Grundriß der Medizinethik für Ärzte, Pflegeberufe und Laien*. 2. Auflage. Münster, LIT Verlag.